AF505585

SUGAR RUSH: DER VERBORGENE INNERE KRIEG

DIABETES UND SEINE AUSWIRKUNGEN AUF DIE BLUTGEFÄSSE

DR. MED. MOHAMMAD E. BARBATI

Copyright © 2023 von Dr. med. Mohammad E. Barbati

Alle Rechte vorbehalten.

Kein Teil dieses Buches darf in irgendeiner Form oder mit irgendwelchen elektronischen oder mechanischen Mitteln, einschließlich Informationsspeicher- und -abrufsystemen, ohne schriftliche Genehmigung des Autors vervielfältigt werden, es sei denn, es handelt sich um kurze Zitate in einer Buchbesprechung.

TEIL EINS
DIE SÜSSE UND BITTERE WAHRHEIT ÜBER ZUCKER

Wir leben in einer Welt, die von dem süßen Geschmack des Zuckers lebt. Er ist in unserem Morgenkaffee, in den Snacks, die wir auf der Flucht zu uns nehmen, in den Wohlfühlgerichten, die wir am Ende eines langen Tages zu uns nehmen. Doch diese scheinbar unschuldige Zutat, die so tief in unser tägliches Leben eingewoben ist, birgt eine bittere Wahrheit. Sie spielt eine bedeutende, oft unterschätzte Rolle bei der weltweiten Epidemie einer lebensverändernden Krankheit - Diabetes.

In diesem Teil des Buches begeben wir uns auf eine Reise zum Verständnis der komplexen Beziehung zwischen Zucker, Diabetes und unserer allgemeinen Gesundheit. Wir werden das Wesen von Diabetes entschlüsseln, diese oft missverstandene Krankheit entmystifizieren und die sehr realen und greifbaren Auswirkungen von Zucker auf unseren Körper beleuchten.

Durch eine Mischung aus wissenschaftlichen Fakten, Geschichten aus dem wirklichen Leben und Einblicken von Experten wollen wir Ihnen Wissen vermitteln. Wissen, das es

Ihnen ermöglicht, fundierte Entscheidungen über Ihre Gesundheit und die Gesundheit Ihrer Angehörigen zu treffen.

Lassen Sie uns also auf eine Reise gehen, um die süße und bittere Wahrheit über Zucker aufzudecken, eine Reise, die uns herausfordern wird, unsere Beziehung zu dieser alltäglichen Zutat zu überdenken und uns mit dem Wissen auszustatten, unsere Gesundheit in Richtung Wohlbefinden und Vitalität zu lenken.

EINFÜHRUNG

In jedem Winkel der Welt, von den geschäftigen Städten bis zu den stillen Dörfern auf dem Land, ist eine süße, kristalline Substanz in unser tägliches Leben eingewoben - Zucker. Es ist der Löffel, der unseren Morgenkaffee aufweckt, die geheime Zutat in unseren Lieblingsgerichten und der Kuchen auf jeder Geburtstagsfeier. Er ist so allgegenwärtig, so alltäglich, dass wir nur selten einen Gedanken an seine weiterreichenden Auswirkungen verschwenden.

Doch hinter der süßen Fassade des Zuckers verbirgt sich eine bittere Realität. Eine Realität, die sich in den weltweit steigenden Zahlen einer chronischen Krankheit namens Diabetes widerspiegelt. Im Jahr 2021 leben weltweit über 537 Millionen Erwachsene mit Diabetes, und es wird erwartet, dass diese Zahl in den kommenden Jahrzehnten exponentiell ansteigen wird.

Aber was hat Zucker mit Diabetes zu tun? Und warum sollten wir uns darüber Gedanken machen? Diesen Fragen wollen wir in diesem Buch nachgehen. Wir wollen die komplizierten Zusammenhänge zwischen unseren Ernährungsgewohnheiten, insbesondere unserem Zuckerkonsum, und dem Risiko und der Behandlung von Diabetes beleuchten. Wir werden uns mit der Wissenschaft hinter Diabetes befassen und seine Auswirkungen auf eines der wichtigsten Netzwerke unseres Körpers untersuchen - unser Gefäßsystem.

Bevor wir uns jedoch auf die Reise begeben, ist es wichtig, daran zu erinnern, dass dieses Buch nicht geschrieben wurde, um Zucker zu verteufeln oder Angst zu schüren. Unser Ziel ist es vielmehr, zu informieren, zu befähigen und zu Veränderungen anzuregen. Indem wir die Auswirkungen unserer Ernährungsgewohnheiten auf unsere Gesundheit verstehen, können wir fundierte Entscheidungen treffen, die uns in eine gesündere Zukunft führen.

Wir werden uns durch die komplexe Landschaft der Diabetes mellitus (Zuckerkrankheit) bewegen und ihre Ursachen, ihre weitreichenden Auswirkungen auf den Körper und vor allem die Maßnahmen erforschen, die wir ergreifen können, um die Krankheit in den Griff zu bekommen und sogar ihren Ausbruch zu verhindern.

Beginnen wir also unsere Reise durch die süße und bittere Wahrheit über Zucker.

DIABETES VERSTEHEN

Wenn wir über Diabetes sprechen, ist es wichtig zu verstehen, dass es sich nicht nur um eine einzige Krankheit handelt, sondern um eine Gruppe verwandter Krankheiten, die sich darauf auswirken, wie der Körper den Blutzucker oder die Glukose verwendet.

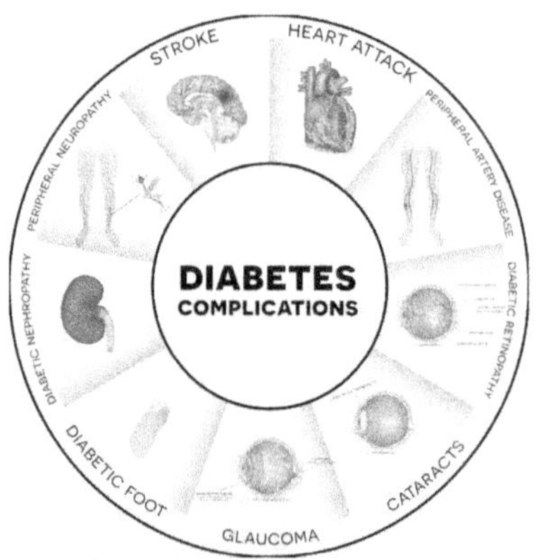

Glukose ist eine Zuckerart, die unser Körper aus den Nahrungsmitteln gewinnt, die wir essen. Er dient als lebenswichtige Energiequelle für die Zellen, aus denen unsere Muskeln, Gewebe und unser Gehirn bestehen.

Typ-1-Diabetes

Typ-1-Diabetes, früher auch als jugendlicher Diabetes bezeichnet, ist eine chronische Erkrankung, die typischerweise Kinder und junge Erwachsene betrifft, aber in jedem Alter auftreten kann. Bei dieser Form von Diabetes erkennt das körpereigene Immunsystem die insulinproduzierenden Zellen in der Bauchspeicheldrüse fälschlicherweise als fremd und startet einen Angriff. Diese Autoimmunreaktion führt zur Zerstörung dieser Zellen, so dass der Körper nur noch wenig oder gar kein Insulin mehr produzieren kann.

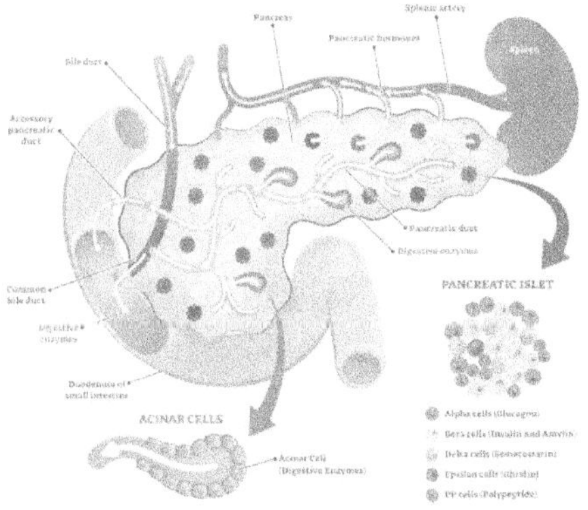

Insulin ist ein lebenswichtiges Hormon, das wie ein Schlüssel wirkt und dafür sorgt, dass die Glukose aus der Nahrung in unsere Zellen gelangt und Energie erzeugt. Ohne Insulin sammelt sich Glukose im Blutkreislauf an, was zu hohen Blutzuckerwerten führt. Diese Anhäufung kann zu einer Reihe von Symptomen wie übermäßigem Durst, häufigem

Wasserlassen, unerklärlichem Gewichtsverlust und Müdigkeit führen.

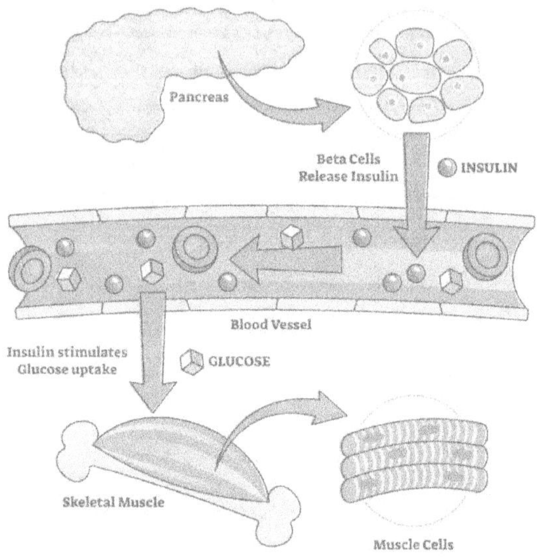

Menschen mit Typ-1-Diabetes müssen sich täglich Insulin spritzen oder eine Insulinpumpe verwenden, um ihren Blutzuckerspiegel zu regulieren. Selbst bei sorgfältiger Überwachung und Behandlung müssen sie auf mögliche Komplikationen wie Herzerkrankungen, Nierenschäden, Nervenschäden, Augenschäden und sogar Schlaganfälle achten.

Trotz dieser Herausforderungen führen viele Menschen mit Typ-1-Diabetes ein erfülltes und aktives Leben. Die Fortschritte in der Technologie, im Verständnis der Krankheit und in den Behandlungsmöglichkeiten haben die Aussichten für Menschen mit Typ-1-Diabetes erheblich verbessert.

Typ-2-Diabetes

Typ-2-Diabetes ist die häufigste Form der Zuckerkrankheit und macht etwa 90 % aller Krankheitsfälle aus. Im Gegensatz zu Typ-1-Diabetes, bei dem der Körper wenig oder gar kein Insulin produziert, wird bei Typ-2-Diabetes Insulin hergestellt. Das Insulin reicht jedoch entweder nicht aus oder der Körper ist nicht in der Lage, es effektiv zu nutzen, ein Zustand, der als Insulinresistenz bekannt ist.

Mit der Zeit überfordert der Bedarf an Insulin die insulin-produzierenden Zellen in der Bauchspeicheldrüse, was zu einem allgemeinen Insulinmangel führt. Das Ergebnis ist dasselbe wie bei Typ-1-Diabetes: Glukose sammelt sich im Blutkreislauf an und führt zu hohen Blutzuckerwerten.

Die Symptome des Typ-2-Diabetes entwickeln sich oft langsam, über mehrere Jahre hinweg, und können so mild sein, dass sie unbemerkt bleiben. Dazu gehören Müdigkeit, häufiges Wasserlassen, vermehrter Durst und Hunger, Gewichtsverlust, verschwommenes Sehen und eine langsame Heilung von Wunden oder Geschwüren.

Obwohl Typ-2-Diabetes in jedem Alter auftreten kann, wird er am häufigsten bei Menschen mittleren bis höheren Alters diagnostiziert. Zu den Risikofaktoren gehören Überge-wicht, körperliche Inaktivität, Diabetes in der Familie und Schwangerschaftsdiabetes.

Die Behandlung von Typ-2-Diabetes besteht aus einer Kombination von Änderungen des Lebensstils, einschließlich Ernährung und körperlicher Betätigung, und Medikamenten. In einigen Fällen kann auch eine Insulintherapie erforderlich sein.

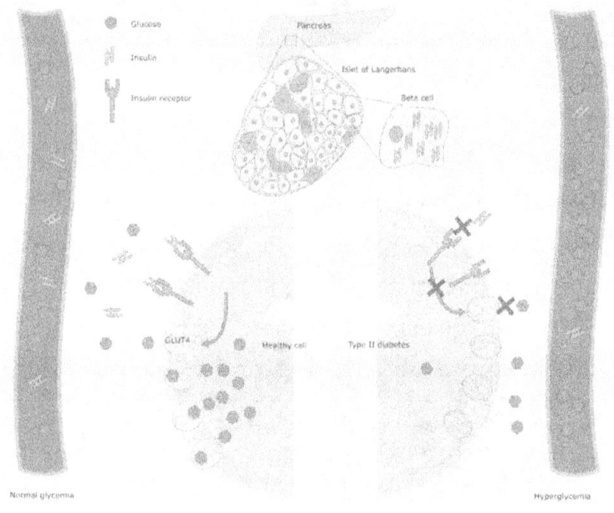

Die globale Diabetes-Epidemie

Die Zunahme von Diabetes ist eine der größten Gesundheitskrisen unserer Zeit. Sie ist nicht nur ein Problem in Ländern mit hohem Einkommen, sondern ein globales Problem, das Menschen jeden Alters, jeder Rasse und jedes sozioökonomischen Status betrifft.

Nach Angaben der International Diabetes Federation werden im Jahr 2021 fast 537 Millionen Erwachsene mit Diabetes leben. Das entspricht etwa 1 von 10 Menschen weltweit. Bis 2045 wird diese Zahl voraussichtlich auf 700 Millionen ansteigen. Die Folgen dieser Epidemie sind immens und wirken sich sowohl auf den Einzelnen als auch auf die Gesellschaft insgesamt aus.

Diabetes ist eine der Hauptursachen für schwerwiegende gesundheitliche Komplikationen wie Herzkrankheiten, Schlaganfall, Nierenversagen, Amputationen der unteren Gliedmaßen und Erblindung. Außerdem stellt sie eine enorme wirtschaftliche Belastung für die globalen Gesundheitssysteme dar. Im Jahr 2021 werden die weltweiten Gesundheitsausgaben für die Behandlung von Diabetes und das Management von Komplikationen auf 966 Milliarden US-Dollar geschätzt.

Die eskalierende Diabetes-Epidemie wird durch ein komplexes Zusammenspiel von sozioökonomischen, demografischen, umweltbedingten und genetischen Faktoren angetrieben. Zu den wichtigsten Faktoren gehören die Alterung der Bevölkerung, die zunehmende Verstädterung, veränderte Ernährungsgewohnheiten, geringere körperliche Aktivität und steigende Fettleibigkeitsraten.

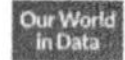

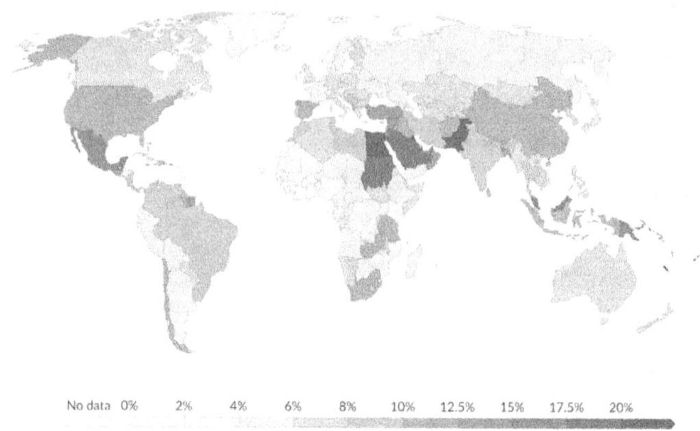

Data source: International Diabetes Federation (via World Bank)

OurWorldInData.org/burden-of-disease | CC BY

1. Diabetes: Diabetes is a medical condition characterized by elevated levels of sugar (glucose) in the blood, which is called "hyperglycemia". This happens when the body has difficulty using or producing a hormone called insulin, which helps regulate blood sugar levels. There are two main types of diabetes: Type 1 Diabetes: In this type, the immune system mistakenly attacks and destroys the insulin-producing cells in the pancreas. As a result, people with type 1 diabetes require regular insulin injections or an insulin pump to manage their blood sugar levels. It usually starts in childhood or early adulthood and requires lifelong insulin therapy. Type 2 Diabetes: This type is much more common, and is often linked to lifestyle factors such as obesity, poor diet, and lack of physical activity. In type 2 diabetes, the body becomes resistant to the effects of insulin, and the pancreas may not produce enough insulin to maintain normal blood sugar levels. It can often be managed through a combination of dietary changes, exercise, oral medications, and sometimes insulin injections. Both types of diabetes can lead to high blood sugar levels, which, if not well managed, can result in various complications affecting the eyes, kidneys, nerves, and blood vessels.

2. Risk factor: A risk factor is a condition or behavior that increases the likelihood of developing a given disease or injury, or an outcome such as death. The impact of a risk factor is estimated in different ways. For example, a common approach is to estimate the number of deaths that would occur if the risk factor was absent. Risk factors are not mutually exclusive: people can be exposed to multiple risk factors, which contribute to their disease or death. Because of this, the number of deaths caused by each risk factor is typically estimated separately. Read more about risk factors and their impact in our article: How do researchers estimate the death toll caused by each risk factor, whether it's smoking, obesity or air pollution?

In vielen Ländern haben die Gesundheitssysteme Mühe, mit der Nachfrage nach Diabetesversorgung und der Behandlung der damit verbundenen Komplikationen Schritt zu halten.

Die Bewältigung der weltweiten Diabetes-Epidemie erfordert eine umfassende und koordinierte Reaktion. Dazu gehören die Verbesserung von Gesundheitsförderungs- und Präventionsstrategien, die Stärkung der Gesundheitssysteme und die Förderung der Forschung zur Entwicklung neuer Behandlungsstrategien und Interventionen.

DIE ZUCKERVERBINDUNG

Es ist wichtig, den Zusammenhang zwischen Zucker und Diabetes zu verstehen, da Zucker eine wichtige Rolle bei der Entstehung und Behandlung dieser Krankheit spielt.

Die Rolle von Zucker in unserer Ernährung

Zucker spielt in unserer Ernährung eine vielschichtige Rolle. Er ist nicht nur ein Energielieferant, sondern verbessert auch den Geschmack, die Konsistenz und die Haltbarkeit vieler Lebensmittel. In einigen Lebensmitteln wie Obst, Gemüse und Milch ist er von Natur aus enthalten, aber er wird auch einer Vielzahl von verarbeiteten Lebensmitteln und Getränken zugesetzt.

Natürliche Zucker enthalten eine Reihe von wichtigen Nährstoffen, Ballaststoffen und Antioxidantien. Wenn wir beispielsweise Obst essen, nehmen wir nicht nur Zucker (in Form von Fruktose) zu uns, sondern auch Vitamine, Mineralien und Ballaststoffe.

Diese Kombination verlangsamt die Verdauung und

verhindert einen schnellen Anstieg des Blutzuckerspiegels, was diese Lebensmittel zu einer gesunden Wahl macht.

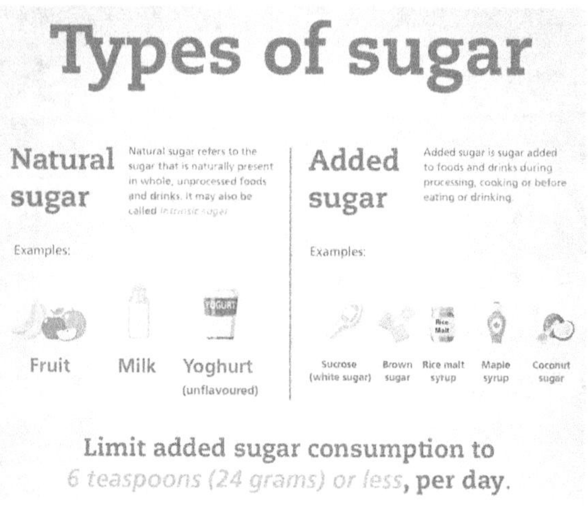

Andererseits liefern zugesetzte Zuckerarten, die in Getränken, Süßigkeiten und Backwaren enthalten sind, so genannte "leere Kalorien". Das bedeutet, dass sie zur Kalorienzufuhr beitragen, ohne einen anderen Nährwert zu liefern. Der Verzehr zu vieler dieser leeren Kalorien kann zu einer Gewichtszunahme führen, was ein Risikofaktor für die Entwicklung von Typ-2-Diabetes ist.

Obwohl Zucker eine schnelle Energiequelle ist, sollte er gemäß den Ernährungsrichtlinien in Maßen konsumiert werden. Die Weltgesundheitsorganisation empfiehlt, dass zugesetzter Zucker weniger als 10 % unserer Gesamtenergiezufuhr ausmachen sollte, wobei eine weitere Reduzierung auf unter 5 % zusätzliche gesundheitliche Vorteile bringt.

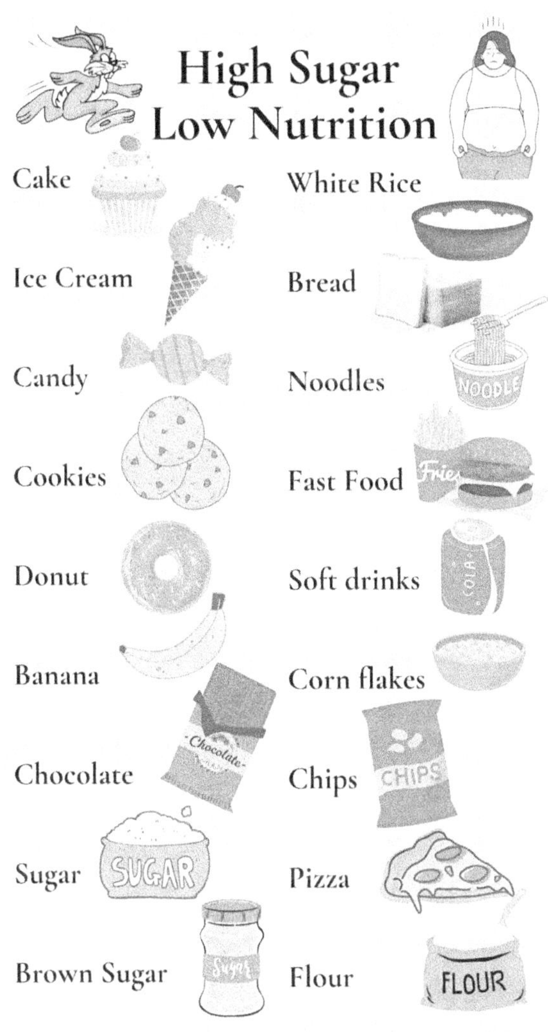

Wie Zucker zur Entstehung von Diabetes beiträgt

Unser Körper braucht Zucker (Glukose) zur Energiegewinnung, aber zu viel davon kann auf Dauer zu gesundheitlichen Problemen führen, einschließlich Typ-2-Diabetes. Dies geschieht folgendermaßen:

Wenn wir zuckerhaltige Lebensmittel oder Getränke zu

uns nehmen, steigt der Glukosespiegel in unserem Blut an. Daraufhin schüttet unsere Bauchspeicheldrüse Insulin aus, ein Hormon, das die Zellen veranlasst, diese Glukose aufzunehmen. Wenn wir jedoch häufig zuckerhaltige Lebensmittel oder Getränke konsumieren, kann unser Körper mit diesem erhöhten Bedarf an Insulinproduktion nicht zurechtkommen, was zu einer Insulinresistenz führt.

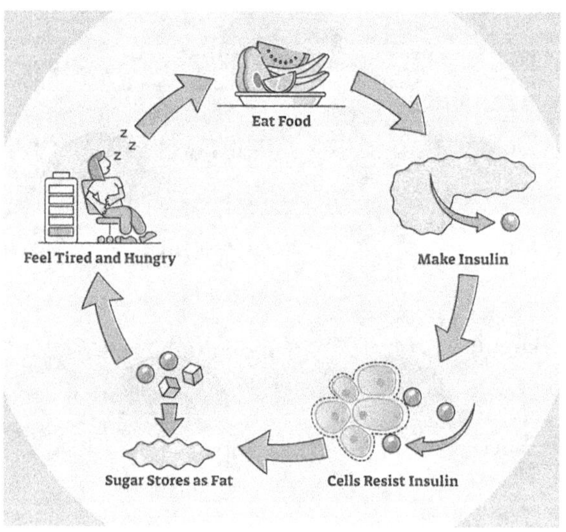

Insulinresistenz liegt vor, wenn unsere Zellen nicht mehr wirksam auf Insulin reagieren. Infolgedessen wird Glukose nicht mehr so effizient von den Zellen aufgenommen, was zu einem hohen Blutzuckerspiegel führt. Mit der Zeit kann die Bauchspeicheldrüse nicht mehr genügend Insulin produzieren, was zum Ausbruch von Typ-2-Diabetes führen kann.

Ein weiterer wichtiger Risikofaktor für die Entwicklung von Typ-2-Diabetes ist Fettleibigkeit, die häufig durch den Verzehr von zu vielen Kalorien aus zuckerhaltigen Lebensmitteln entsteht. Zusätzliches Körperfett, vor allem im Bauchbereich, kann Entzündungen verursachen und zu Insulinresistenz führen.

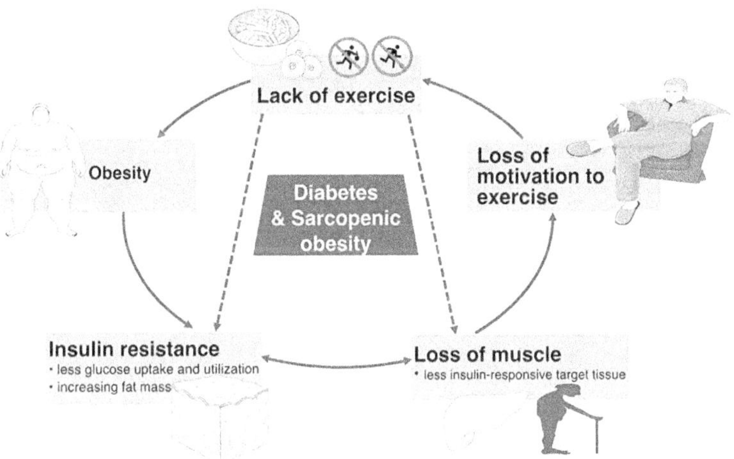

Es ist wichtig, darauf hinzuweisen, dass der Zuckerkonsum zwar nicht der einzige Faktor ist, der zu Diabetes führt, dass er aber sicherlich ein wichtiger Faktor ist, der bei Präventions- und Managementstrategien berücksichtigt werden muss.

TEIL ZWEI
DER UNSICHTBARE KAMPF – DIABETES UND IHRE BLUTGEFÄSSE

Diabetes ist nicht nur eine Krankheit, die mit einem hohen Blutzuckerwert einhergeht, sondern eine Krankheit, die mehrere Körpersysteme betrifft, darunter auch das Gefäßsystem. Das Gefäßsystem, ein komplexes Netzwerk von Blutgefäßen, ist für den Transport von Blut, Sauerstoff und Nährstoffen durch den Körper verantwortlich. Wenn Diabetes ins Spiel kommt, kann er dieses komplizierte System zerstören und zu einer Vielzahl von Komplikationen führen.

Hohe Blutzuckerwerte, ein Kennzeichen von Diabetes, können mit der Zeit die Blutgefäße schädigen. Diese Schäden können sowohl in den kleinen als auch in den großen Gefäßen auftreten und zu einer Vielzahl von Gesundheitsproblemen führen. Bei den kleinen Gefäßen kann dies zu Problemen mit den Augen (Retinopathie), den Nieren (Nephropathie) und den Nerven (Neuropathie) führen. Schäden an den großen Gefäßen können zu Herzerkrankungen, Schlaganfällen und peripheren Arterienerkrankungen führen.

Das Verständnis dieser Komplikationen und des Zusammenhangs zwischen Diabetes und Gefäßgesundheit ist von entscheidender Bedeutung. Es unterstreicht, wie wichtig es ist, den Blutzucker gut einzustellen und den Lebensstil zu ändern, um diese Risiken zu verringern. Wir müssen erkennen, dass der Kampf gegen Diabetes über die Kontrolle des Blutzuckerspiegels hinausgeht. Es ist ein unsichtbarer Kampf, der sich auf der mikroskopischen Ebene in unseren Blutgefäßen abspielt.

In den nächsten Abschnitten werden wir uns eingehender mit dem Gefäßsystem, den Auswirkungen von Diabetes auf die Gefäßgesundheit und den möglichen Komplikationen und Folgen befassen. Unser Ziel ist es, Sie mit umfassendem Wissen und Verständnis auszustatten, damit Sie diese Komplikationen wirksam behandeln und möglicherweise verhindern können.

DAS GEFÄSSSYSTEM

Unser Körper besteht aus einem Netzwerk komplexer Systeme, die zusammenarbeiten, um uns am Leben zu erhalten und optimal zu funktionieren. Ein solches System ist das Gefäßsystem, auch bekannt als Kreislaufsystem. Dieses ausgedehnte Netz von Blutgefäßen, darunter Arterien, Venen und Kapillaren, arbeitet unermüdlich, um lebenswichtige Elemente durch den Körper zu transportieren.

Das Gefäßsystem kann mit einem Autobahnsystem verglichen werden, das sich über ein ganzes Land erstreckt. So wie Autobahnen den Transport von Menschen und Gütern zwischen verschiedenen Orten ermöglichen, transportiert das Gefäßsystem das Blut mit Sauerstoff, Nährstoffen, Hormonen und Abfallprodukten zu und von jeder Zelle im Körper.

Die Arterien, die das Blut vom Herzen wegführen, sind wie große Autobahnen. Sie verzweigen sich in kleinere Straßen, die Arteriolen, die wiederum zu den Kapillaren führen, den kleinsten und zahlreichsten unserer Blutgefäße. Kapillaren sind die Orte des Austauschs zwischen dem Blut und den Geweben, an denen

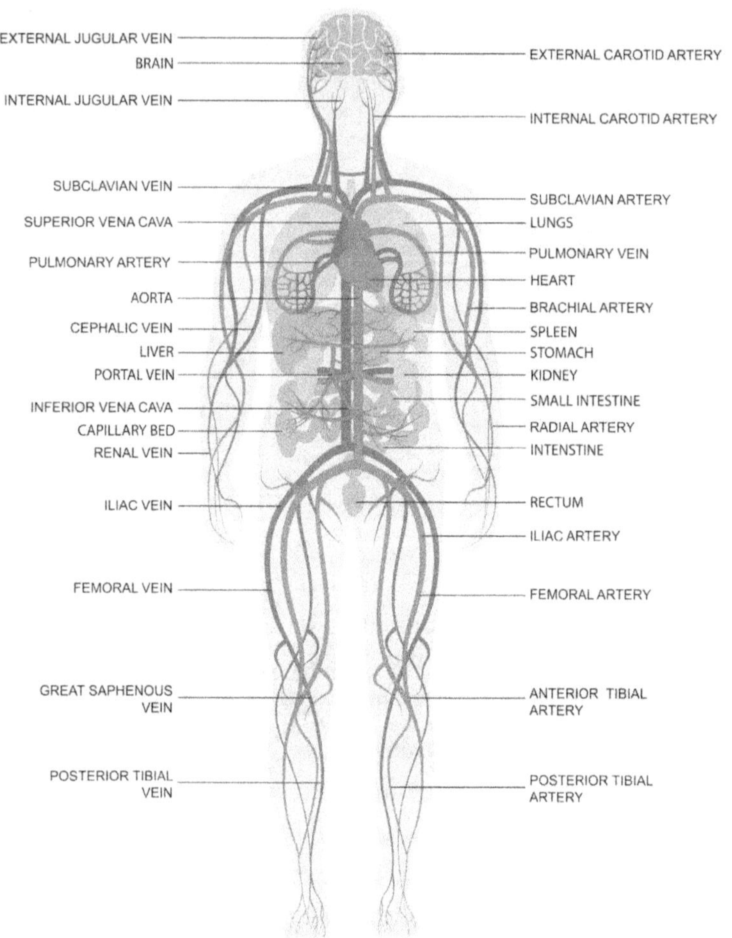

Sauerstoff und Nährstoffe zu den Zellen gelangen und Abfallprodukte abtransportiert werden.

Die Venen führen sauerstoffarmes Blut und Abfallprodukte zurück zum Herzen und zur Lunge.

Die Gesundheit dieses komplizierten Systems ist entscheidend für unser allgemeines Wohlbefinden. Wenn das Gefäßsystem beeinträchtigt ist - durch Verstopfungen, Lecks oder

Schäden - kann dies zu ernsthaften Gesundheitsproblemen führen, einschließlich derer, die mit Diabetes in Verbindung stehen.

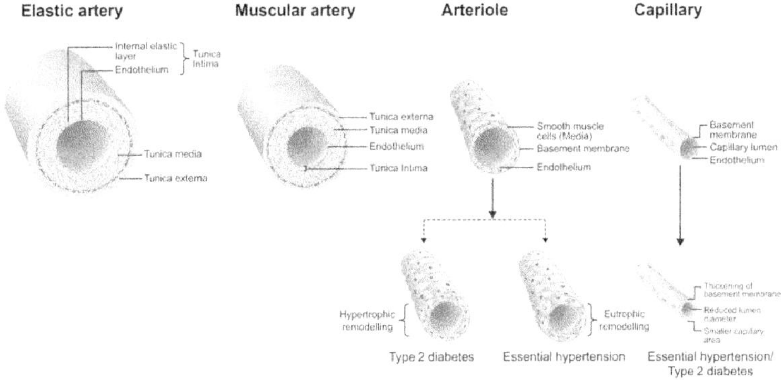

DER EINFLUSS VON DIABETES AUF DIE GEFÄSSGESUNDHEIT

Diabetes kann erhebliche Auswirkungen auf das Gefäßsystem haben. Ein hoher Blutzuckerspiegel, ein Hauptmerkmal von Diabetes, kann mit der Zeit die Blutgefäße schädigen und zu einer Reihe von gesundheitlichen Komplikationen führen.

Ein konstant hoher Blutzuckerspiegel kann zu einer Verdickung oder Verhärtung der Blutgefäße führen, was als Atherosklerose bezeichnet wird.

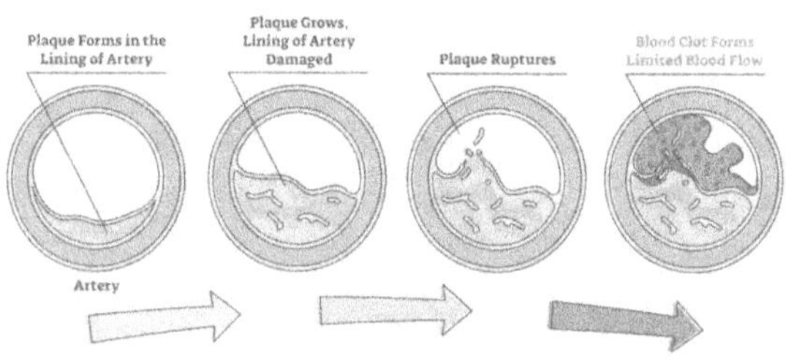

Dadurch wird der Blutfluss behindert und die Versorgung der verschiedenen Körperteile mit Sauerstoff und Nährstoffen eingeschränkt. Die Arterien können auch weniger elastisch werden, was den Blutfluss weiter behindert.

Zusätzlich zur Arteriosklerose kann ein hoher Blutzuckerspiegel Entzündungen in den Blutgefäßen hervorrufen. Diese Entzündung kann zur Bildung von Blutgerinnseln führen, die den Blutfluss weiter behindern.

Außerdem kann Diabetes die Wände der kleinen Blutgefäße (Kapillaren) direkt schädigen, was zu einer so genannten mikrovaskulären Erkrankung führt. Diese Erkrankung kann Probleme mit den Augen (diabetische Retinopathie), den Nieren (diabetische Nephropathie) und den Nerven (diabetische Neuropathie) verursachen.

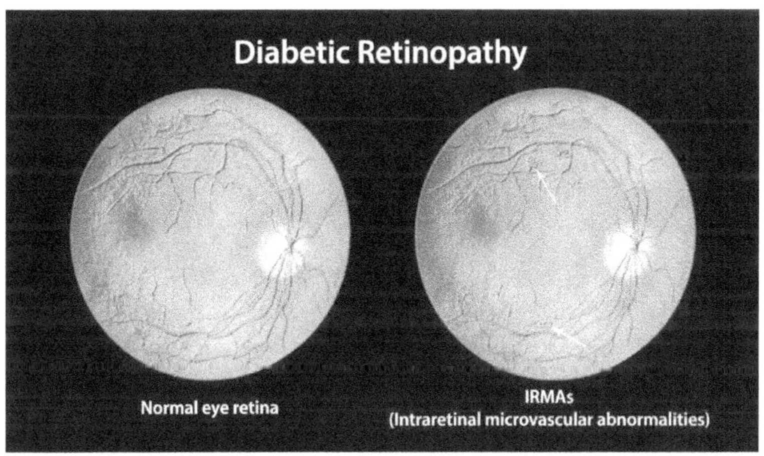

Diese vaskulären Komplikationen sind ein großes Problem bei Diabetes und unterstreichen die Bedeutung einer guten Blutzuckereinstellung und eines gesunden Lebensstils zum Schutz der vaskulären Gesundheit.

KOMPLIKATIONEN UND FOLGEN DES DIABETES

Koronare Herzkrankheit aufgrund einer diabetischen Vaskulopathie

Die koronare Herzkrankheit (KHK), auch ischämische Herzkrankheit genannt, ist eine häufige und ernsthafte Komplikation von Diabetes. Sie tritt auf, wenn die Koronararterien, die das Herz mit sauerstoffreichem Blut versorgen, verhärtet und verengt sind.

Dies ist größtenteils auf die Ablagerung von Cholesterin und anderen Substanzen, die als Plaque bezeichnet werden, an ihren Innenwänden zurückzuführen.

Bei Diabetikern kann dieser atherosklerotische Prozess durch chronisch hohe Blutzuckerwerte beschleunigt und verschlimmert werden. Ein hoher Blutzuckerspiegel kann das Endothel (die innere Auskleidung der Blutgefäße) schädigen, was zu Entzündungen und der Bildung von Plaque führt.

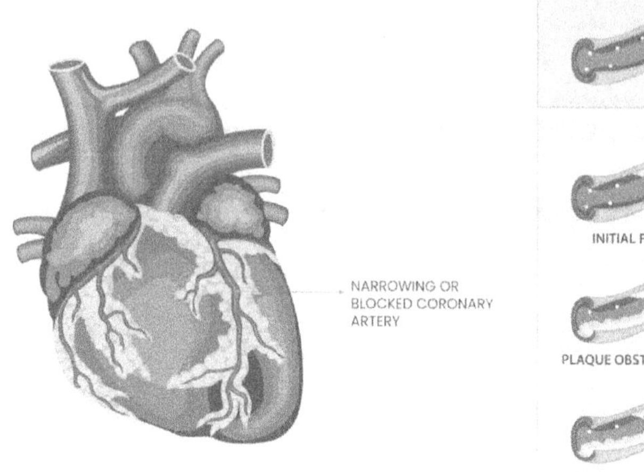

Im Laufe der Zeit kann diese Plaque reißen, was zur Bildung von Blutgerinnseln führt, die die Arterien weiter verengen oder ganz verschließen können.

Wenn der Herzmuskel aufgrund einer verminderten Blutzufuhr zu wenig Sauerstoff erhält, kann dies zu Angina pectoris führen, einer Art Schmerz oder Unbehagen in der Brust. In schwereren Fällen, wenn die Blutzufuhr zu einem Teil des Herzens vollständig unterbrochen wird, kann dies zu einem Herzinfarkt (Myokardinfarkt) führen, einem lebensbedrohlichen Zustand.

Zu den Risikofaktoren für koronare Herzkrankheiten bei Diabetikern gehören Bluthochdruck, hoher Cholesterinspiegel, Übergewicht, Rauchen, Bewegungsmangel und schlechte Blutzuckereinstellung.

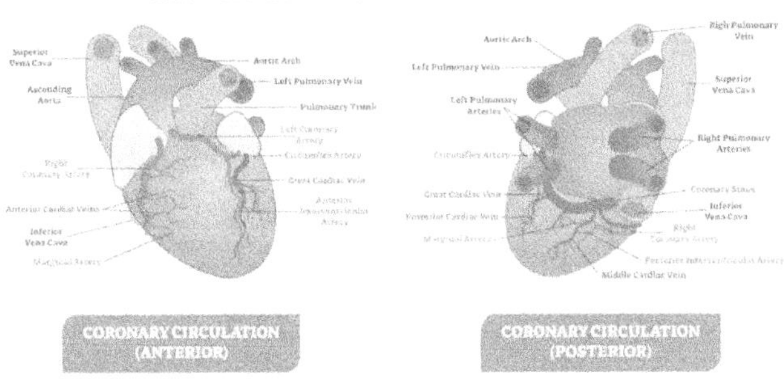

Ein guter Umgang mit Diabetes und diesen Risikofaktoren ist entscheidend, um die Entwicklung und das Fortschreiten einer koronaren Herzkrankheit zu verhindern.

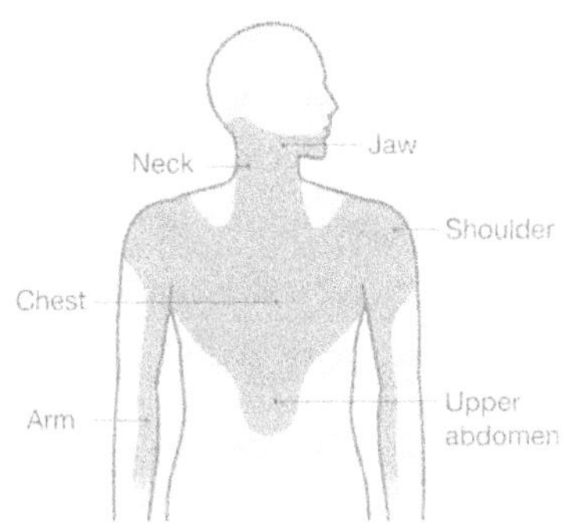

Schlaganfall aufgrund einer diabetischen Vaskulopathie

Ein Schlaganfall oder zerebrovaskulärer Unfall ist eine ernste Erkrankung, die auftritt, wenn die Blutzufuhr zu einem Teil des Gehirns unterbrochen oder reduziert wird, wodurch dem Gehirngewebe Sauerstoff und Nährstoffe entzogen werden. Bei Diabetikern ist das Schlaganfallrisiko aufgrund der durch den hohen Blutzuckerspiegel verursachten Schäden an den Blutgefäßen, die als diabetische Vaskulopathie bezeichnet werden, deutlich erhöht.

Chronisch erhöhter Blutzucker kann das Endothel, die innere Auskleidung der Blutgefäße, schädigen, was zu Entzündungen und der Bildung von Fettablagerungen oder Plaques führt. Dieser Prozess, der als Atherosklerose bezeichnet wird, kann in jedem Blutgefäß des Körpers auftreten, auch im Gehirn.

Wenn ein Blutgefäß, das das Gehirn versorgt, aufgrund von Atherosklerose verengt wird oder sich ein Gerinnsel bildet und das Gefäß verstopft, kann dies zu einem ischämischen Schlaganfall führen, der häufigsten Art von Schlaganfall. Wenn jedoch ein geschwächtes Blutgefäß im Gehirn reißt, kann dies einen hämorrhagischen Schlaganfall verursachen.

Zu den Symptomen eines Schlaganfalls gehören plötzliche Taubheit oder Schwäche im Gesicht, in den Armen oder Beinen, vor allem auf einer Seite des Körpers, Verwirrung, Schwierigkeiten beim Sprechen oder Verstehen von Sprache, Sehstörungen auf einem oder beiden Augen und starke Kopfschmerzen ohne bekannte Ursache.

TYPES OF STROKE – ISCHEMIC VS HEMORRHAGIC

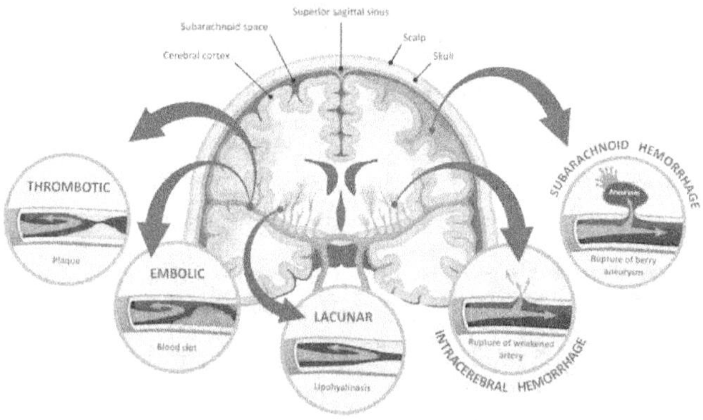

Zu den Risikofaktoren für einen Schlaganfall bei Menschen mit Diabetes gehören Bluthochdruck, hoher Cholesterinspiegel, Übergewicht, Rauchen, Bewegungsmangel und schlechte Blutzuckereinstellung. Ein wirksames Management dieser Risikofaktoren ist entscheidend für die Schlaganfallprävention.

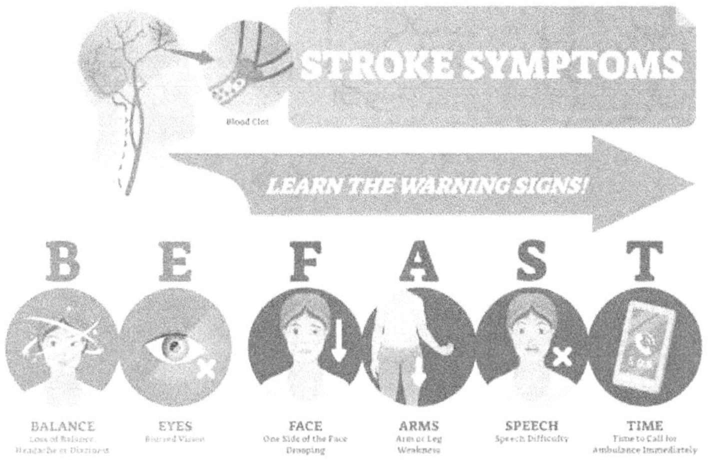

Periphere Arterienerkrankung aufgrund von diabetischer Vaskulopathie

Die periphere Arterienerkrankung (pAVK) ist ein häufiges Durchblutungsproblem, bei dem verengte Arterien die Durchblutung der Gliedmaßen verringern. Bei Diabetikern ist das Risiko einer peripheren Arterienerkrankung aufgrund der schädlichen Auswirkungen eines konstant hohen Blutzuckerspiegels auf die Blutgefäße, der so genannten diabetischen Vaskulopathie, deutlich erhöht.

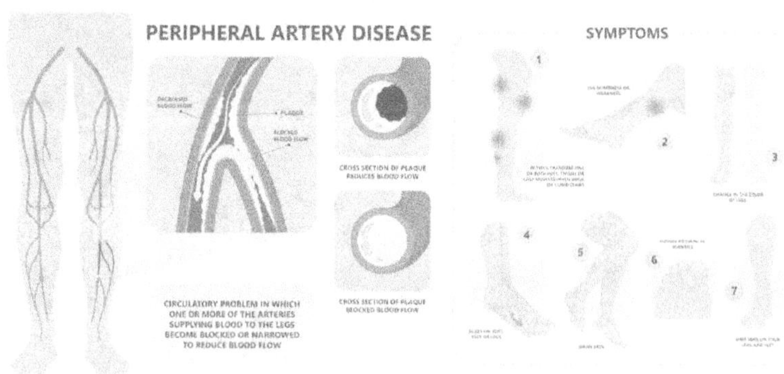

Chronische Hyperglykämie, also hoher Blutzucker, kann das Endothel, die innere Auskleidung der Blutgefäße, schädigen. Diese Schädigung löst eine Entzündung und die Ansammlung von Fettablagerungen oder Plaques aus, ein Prozess, der als Atherosklerose bekannt ist. Atherosklerose kann zwar in jeder Arterie des Körpers auftreten, doch bei der pAVK sind in der Regel die Arterien in den Beinen betroffen.

DIABETIC FOOT

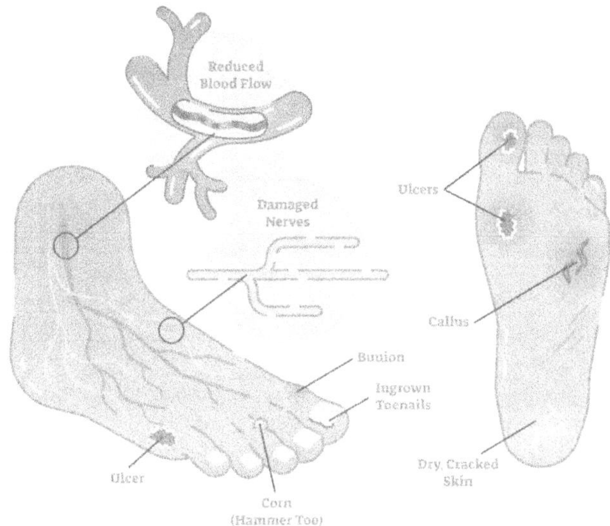

Die verminderte Durchblutung kann zu Symptomen wie Beinschmerzen beim Gehen (Claudicatio), Taubheitsgefühl oder Schwäche in den Beinen, Kälte im Unterschenkel oder Fuß, insbesondere im Vergleich zur anderen Seite, und Wunden an den Zehen, Füßen oder Beinen, die nicht abheilen, führen. In schweren Fällen können der verminderte Blutfluss und der Mangel an Sauerstoff und Nährstoffen zum Absterben des Gewebes (Gangrän) führen, was eine Amputation der betroffenen Gliedmaße erforderlich machen kann.

Zu den Risikofaktoren für eine pAVK bei Diabetikern gehören Bluthochdruck, hohe Cholesterinwerte, Rauchen, Übergewicht, Bewegungsmangel und eine schlechte Blutzuckereinstellung. Ein wirksames Management dieser Risikofaktoren ist für die Vorbeugung von pAVK entscheidend.

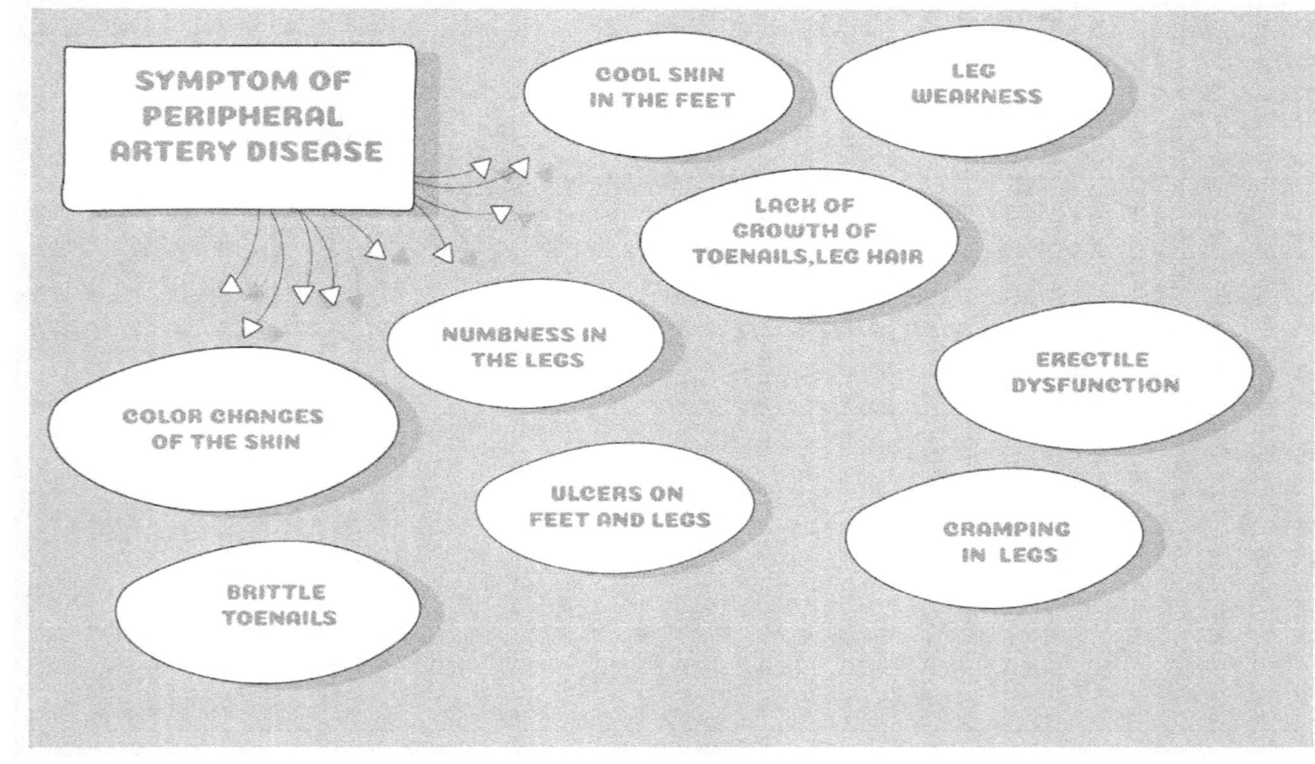

SYMPTOM OF
PERIPHERAL
ARTERY DISEASE
COOL SKIN
IN THE FEET
LEG
WEAKNESS
LACK OF
GROWTH OF
TOENAILS,LEG HAIR
NUMBNESS IN
THE LEGS
ERECTILE
DYSFUNCTION
COLOR CHANGES
OF THE SKIN
ULCERS ON
FEET AND LEGS
CRAMPING
IN LEGS
BRITTLE
TOENAILS

Diabetische Neuropathie aufgrund von diabetischer Vaskulopathie

Die diabetische Neuropathie ist eine Form der Nervenschädigung, die bei Menschen mit Diabetes auftreten kann. Ein hoher Blutzuckerspiegel kann die Nerven im gesamten Körper schädigen, wobei die Beine und Füße häufig am stärksten betroffen sind. Der der diabetischen Neuropathie zugrunde liegende Mechanismus ist komplex und multifaktoriell, wobei die diabetische Vaskulopathie - eine Schädigung der Blutgefäße, die die Nerven versorgen - eine wichtige Rolle spielt.

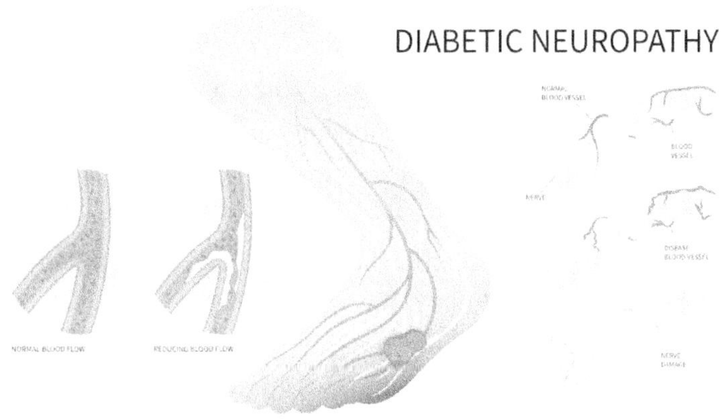

Bei Menschen mit Diabetes kann ein chronisch hoher Blutzucker sowohl die kleinen Blutgefäße (Mikrogefäße) als auch die größeren, stärker ausgeprägten Blutgefäße (Makrogefäße) schädigen. Wenn die Blutgefäße, die die Nerven versorgen, geschädigt sind, kann es zu einer Ischämie oder einer unzureichenden Blutversorgung kommen, die zu Nervenschäden oder zum Absterben der Nerven führt. Dieser Prozess liegt der Entwicklung der diabetischen Neuropathie zugrunde.

Diabetic Neuropathy

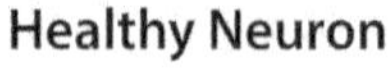

Healthy Neuron

Neuron of a Diabetic Person

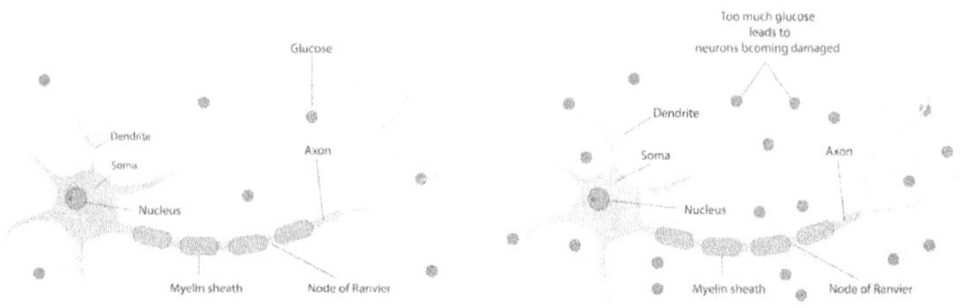

Die diabetische Neuropathie tritt in verschiedenen Formen auf, darunter periphere Neuropathie, autonome Neuropathie, Radikuloplexus-Neuropathie und Mononeuropathie. Die Symptome variieren je nach Art der Neuropathie und je nachdem, welche Nerven betroffen sind, können aber Taubheitsgefühle, Kribbeln oder Schmerzen in den Extremitäten, Verdauungsprobleme, Probleme mit den Harnwegen sowie Herzfrequenz- und Blutdruckprobleme umfassen.

Zu den Risikofaktoren für diabetische Neuropathie gehören eine lange Diabetesdauer, eine schlechte Blutzuckereinstellung, Übergewicht, hoher Blutdruck und Rauchen. Ein wirksames Management dieser Risikofaktoren ist entscheidend, um die Entwicklung und das Fortschreiten der diabetischen Neuropathie zu verhindern.

Diabetische Retinopathie aufgrund von diabetischer Vaskulopathie

Die diabetische Retinopathie ist eine Diabetes-Komplikation, die die Augen betrifft. Sie wird durch eine Schädigung der Blutgefäße der Netzhaut, des lichtempfindlichen Gewebes im hinteren Teil des Auges, verursacht.

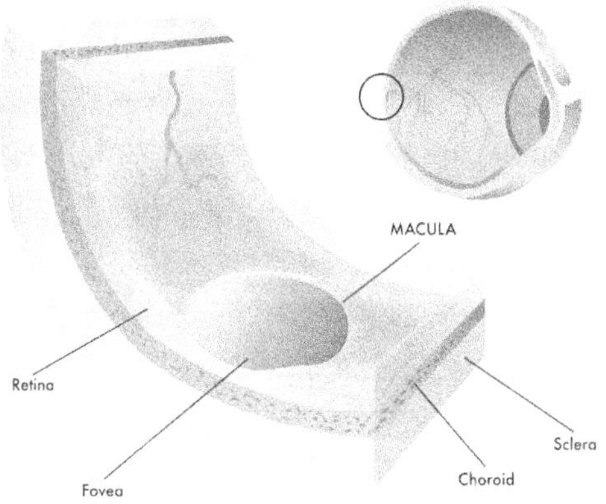

Dieser Zustand ist eine direkte Folge der diabetischen Vaskulopathie, d. h. der schädlichen Auswirkungen des hohen Blutzuckerspiegels auf die Blutgefäße.

Wenn der Blutzuckerspiegel über einen längeren Zeitraum hoch bleibt, können die winzigen Blutgefäße, die die Netzhaut versorgen, geschädigt werden, was zur diabetischen Retinopathie führt. Die geschädigten Blutgefäße können anschwellen, undicht werden, sich verschließen oder abnorme neue Blutgefäße bilden, was das Sehvermögen mit der Zeit beeinträchtigt.

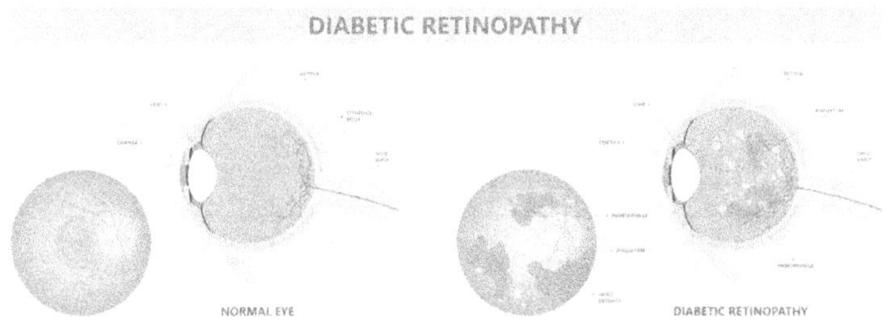

Es gibt zwei Hauptstadien der diabetischen Retinopathie: die nichtproliferative diabetische Retinopathie (NPDR) und die proliferative diabetische Retinopathie (PDR). Die NPDR, das

Frühstadium, ist durch Mikroaneurysmen, Netzhautblutungen und harte Exsudate gekennzeichnet. PDR, das fortgeschrittenere Stadium, tritt auf, wenn sich geschädigte Blutgefäße verschließen und neue, abnorme Blutgefäße in der Netzhaut wachsen, die in den Glaskörper eindringen und zu schweren Sehstörungen führen können.

Zu den Symptomen der diabetischen Retinopathie gehören das Sehen von Flecken oder Floatern, verschwommenes Sehen, ein dunkler oder leerer Fleck in der Mitte des Sehfelds und Schwierigkeiten beim Sehen in der Nacht. Letztendlich kann die diabetische Retinopathie zur Erblindung führen.

Zu den Risikofaktoren für eine diabetische Retinopathie gehören die Dauer der Zuckerkrankheit, eine schlechte Blutzuckereinstellung, Bluthochdruck, hoher Cholesterinspiegel, Schwangerschaft und Tabakkonsum. Ein wirksames Management dieser Risikofaktoren ist entscheidend, um die Entwicklung und das Fortschreiten der diabetischen Retinopathie zu verhindern.

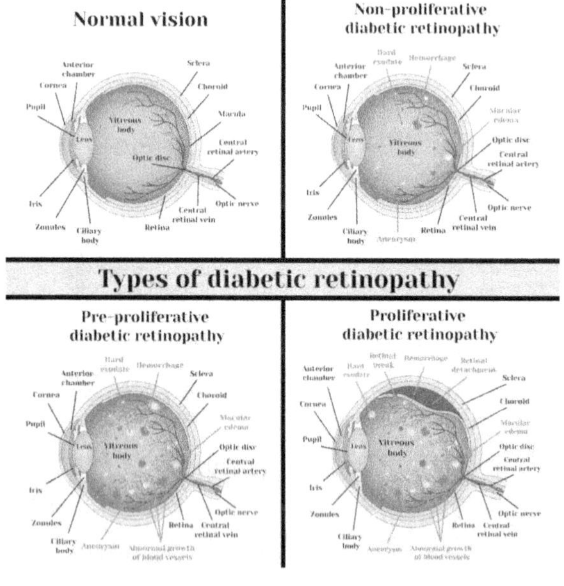

Fußschäden aufgrund von diabetischer Vaskulopathie

Fußschäden sind eine häufige Komplikation bei Diabetikern und häufig eine Folge der diabetischen Vaskulopathie, der Schädigung der Blutgefäße durch anhaltend hohe Blutzuckerwerte. Eine beeinträchtigte Durchblutung der Füße in Verbindung mit Nervenschäden (Neuropathie) erhöht das Risiko von Fußgeschwüren, Infektionen und sogar Amputationen erheblich.

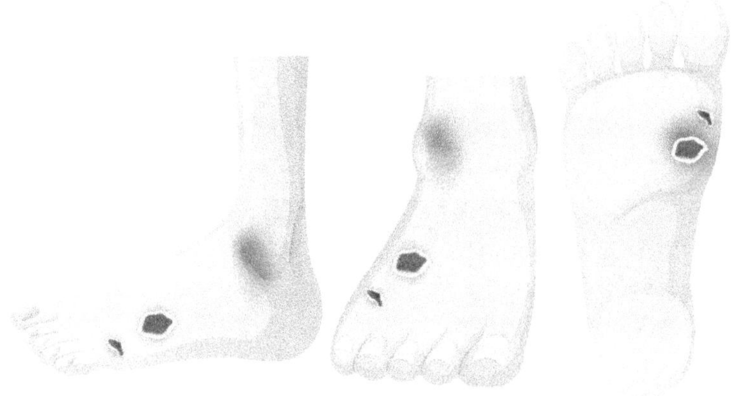

Bei Diabetes kann ein hoher Blutzuckerspiegel zu Schäden an den großen und kleinen Blutgefäßen führen. Diese Schäden beeinträchtigen die Fähigkeit des Körpers, das Gewebe, auch das der Füße, mit Sauerstoff und Nährstoffen zu versorgen. Diese beeinträchtigte Durchblutung, auch Ischämie genannt, kann zu Hautveränderungen, langsamer Wundheilung und erhöhtem Infektionsrisiko führen.

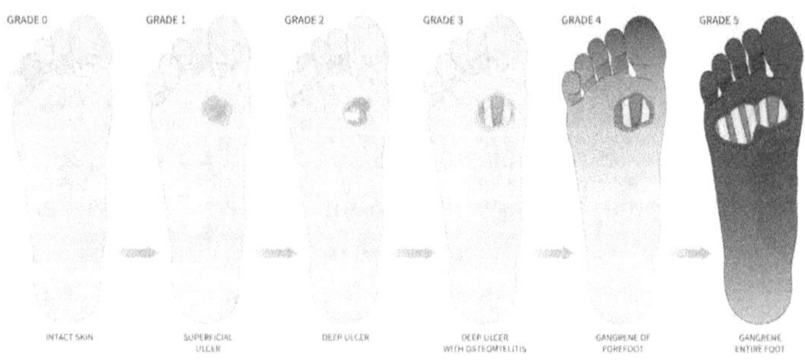

Zusätzlich zu den Schäden an den Blutgefäßen leiden Menschen mit Diabetes häufig an Neuropathie, was das Risiko von Fußproblemen weiter erhöht. Neuropathie kann zu einem Gefühlsverlust in den Füßen führen, wodurch es schwierig wird, Schmerzen, Hitze oder Kälte zu spüren. Dies kann dazu führen, dass eine Person eine Fußverletzung wie eine Blase oder einen Schnitt nicht bemerkt, was unbehandelt zu einem Geschwür oder einer schweren Infektion führen kann.

Fußschäden bei Diabetes können sich auf verschiedene Weise äußern, z. B. durch Fußgeschwüre, den Charcot-Fuß (eine Erkrankung, die

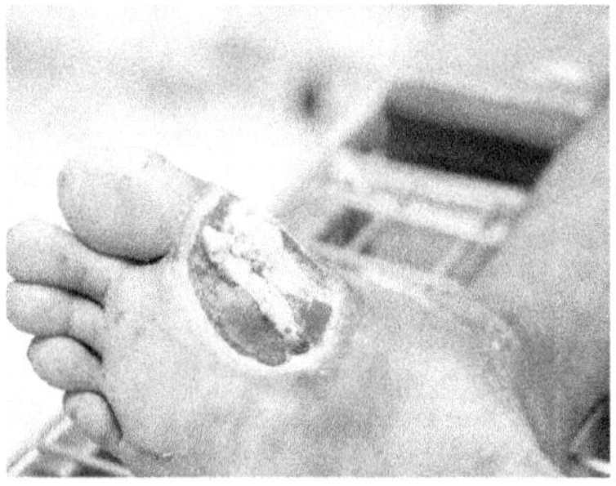

Schwächung der Knochen im Fuß) und sogar Gangrän, die eine Amputation erforderlich machen kann.

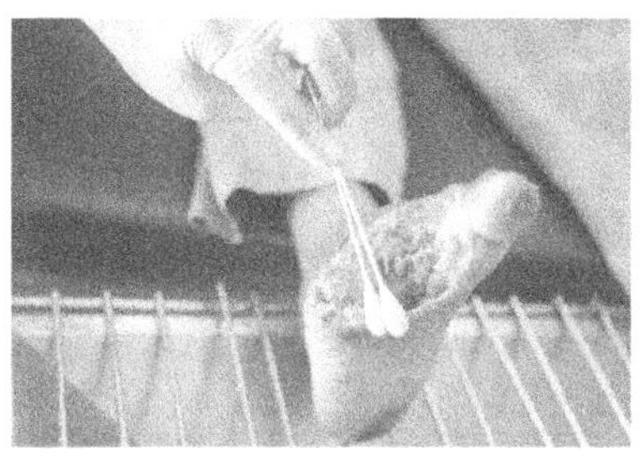

Zu den Risikofaktoren für diabetische Fußschäden gehören schlechte Blutzuckereinstellung, Rauchen, Alkohol, hoher Cholesterinspiegel, hoher Blutdruck und unzureichende Fußpflege. Ein wirksames Management dieser Risikofaktoren ist entscheidend, um Fußschäden zu verhindern.

TEIL DREI
LEBEN MIT DIABETES

Das Leben mit Diabetes ist eine lebenslange Aufgabe, die einen sorgfältigen Umgang mit der Krankheit und bewusste Änderungen der Lebensweise erfordert. Ziel ist es, den Blutzuckerspiegel innerhalb des von Ihrem Arzt festgelegten Zielbereichs zu halten, Komplikationen zu vermeiden und eine möglichst hohe Lebensqualität zu gewährleisten. Um diese Ziele zu erreichen, ist ein umfassendes Verständnis der Krankheit, ihrer Behandlungsstrategien und ihrer Auswirkungen auf das tägliche Leben erforderlich.

Ein effektiver Umgang mit Diabetes umfasst vier Schlüsselbereiche: Medikamente, Ernährung, körperliche Aktivität und regelmäßige Blutzuckermessungen. Für viele Menschen mit Diabetes ist die medikamentöse Behandlung ein wichtiger Bestandteil der Krankheitsbewältigung. Je nach Diabetestyp und Schweregrad der Erkrankung müssen Sie entweder orale Medikamente einnehmen, Insulin spritzen oder beides.

Ernährung und körperliche Aktivität sind bei der Behandlung von Diabetes gleichermaßen wichtig. Eine gesunde, ausgewogene Ernährung kann helfen, den Blutzuckerspiegel zu kontrollieren, das Körpergewicht zu halten und Herzkrankheiten vorzubeugen oder zu behandeln. Körperliche Aktivität wiederum kann helfen, den Blutzuckerspiegel zu senken, das Körpergewicht zu reduzieren und die Herzgesundheit zu verbessern.

Schließlich ist die regelmäßige Kontrolle des Blutzuckerspiegels von entscheidender Bedeutung für den Umgang mit Diabetes. So können Sie feststellen, wie sich Ernährung, körperliche Aktivität und Medikamente auf Ihren Blutzuckerspiegel auswirken. Auf dieser Grundlage können Sie die notwendigen Anpassungen Ihres Behandlungsplans vornehmen.

Trotz dieser Herausforderungen ist es wichtig, daran zu denken, dass ein Leben mit Diabetes nicht bedeutet, dass man kein gesundes, erfülltes Leben führen kann. Bei richtiger Behandlung können Menschen mit Diabetes all die Dinge tun, die ihnen Spaß machen, ohne ihre Gesundheit zu gefährden.

PRÄVENTION IST BESSER ALS HEILUNG

Änderungen des Lebensstils zur Vorbeugung von Diabetes und zur Verbesserung der Gefäßgesundheit

Es ist zwar richtig, dass eine wirksame Behandlung des Diabetes das Risiko von Komplikationen erheblich verringern kann, aber es ist auch richtig, dass die wirksamste Methode zur Vermeidung dieser Komplikationen darin besteht, Diabetes von vornherein zu verhindern. Zur Prävention gehören vor allem bestimmte Änderungen der Lebensweise, die auch die Gefäßgesundheit verbessern können.

Gesunde Ernährung

Eine gesunde Ernährung ist entscheidend für die Vorbeugung von Diabetes und die Erhaltung der Gefäßgesundheit. Eine ausgewogene Ernährung, die reich an Obst, Gemüse, magerem Eiweiß und Vollkornprodukten ist und gleichzeitig den Verzehr von verarbeiteten Lebensmitteln, gesättigten

Fetten und Zucker einschränkt, kann das Risiko, an Diabetes zu erkranken, erheblich verringern.

Körperliche Aktivität

Regelmäßige körperliche Betätigung ist ein weiterer wichtiger Faktor bei der Diabetesprävention. Mindestens 150 Minuten mäßig intensive Bewegung pro Woche oder 75 Minuten intensive Bewegung pro Woche können helfen, ein gesundes Gewicht zu halten und das Diabetesrisiko zu verringern.

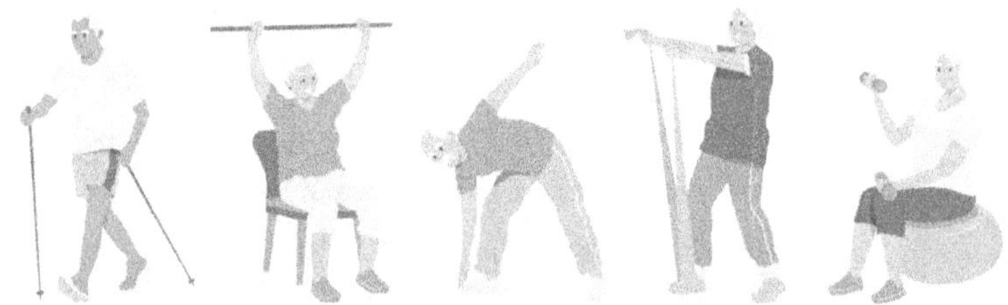

Ein gesundes Gewicht halten

$$BMI = \frac{\text{weight in kg}}{(\text{height in m})^2}$$

Übergewicht oder Fettleibigkeit erhöhen das Risiko, an Diabetes zu erkranken, erheblich. Das Erreichen und Halten eines gesunden Gewichts durch eine ausgewogene Ernährung und regelmäßige körperliche Betätigung ist daher für die Diabetesprävention von entscheidender Bedeutung.

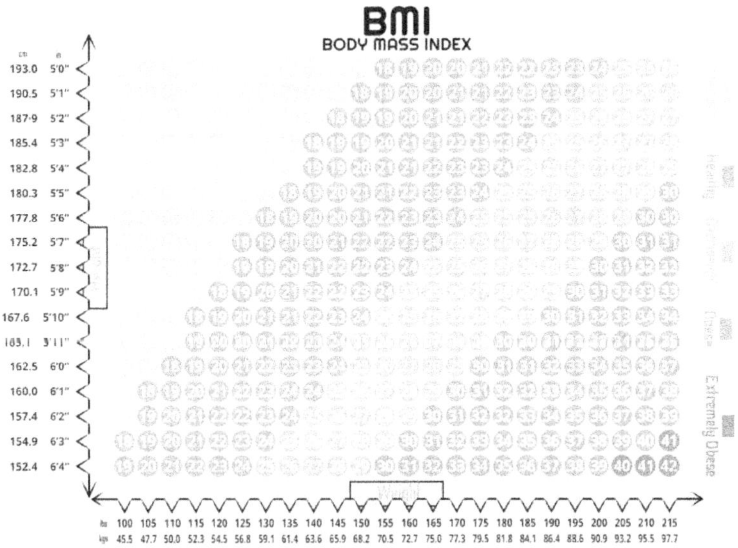

Regelmäßige Vorsorgeuntersuchungen und Screening

Regelmäßige Gesundheitsuntersuchungen und Screenings können helfen, Prädiabetes zu erkennen, der mit einer Änderung der Lebensweise in den Griff zu bekommen oder rückgängig zu machen ist.

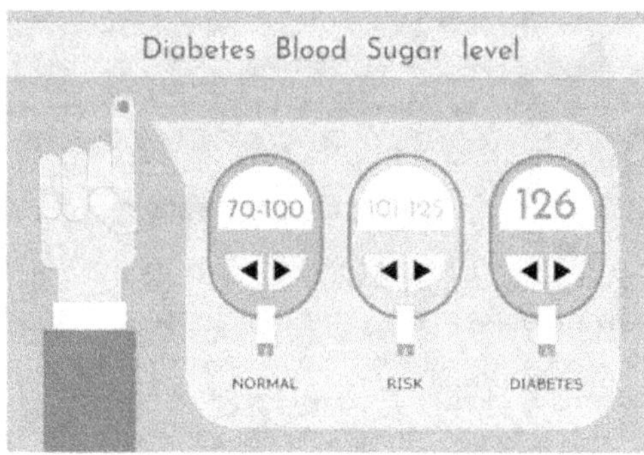

Verzicht auf Tabak und Einschränkung von Alkohol

Tabakkonsum und übermäßiger Alkoholkonsum können das Risiko für Diabetes und andere Gefäßkrankheiten erhöhen. Daher wird empfohlen, auf Tabak zu verzichten und den Alkoholkonsum einzuschränken.

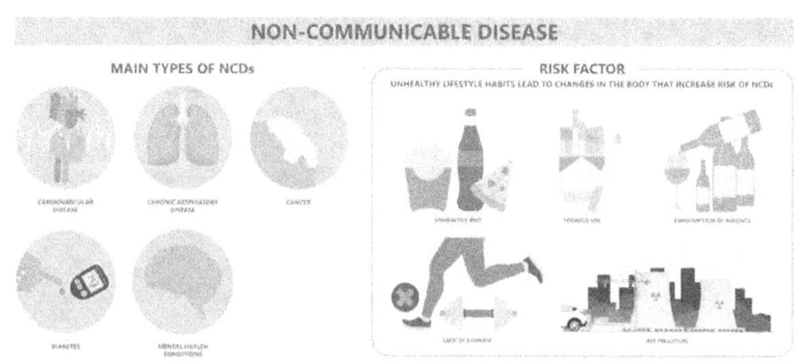

DER UMGANG MIT DIABETES

Strategien von der Ernährung über körperliche Aktivität bis hin zu Medikamenten

Die Behandlung von Diabetes erfordert einen umfassenden Ansatz, der Ernährungsumstellungen, regelmäßige körperliche Betätigung, Medikamente und die kontinuierliche Überwachung des Blutzuckerspiegels umfasst. Jede dieser Strategien spielt eine entscheidende Rolle bei der Kontrolle des Blutzuckerspiegels, der Vermeidung diabetischer Komplikationen und der Verbesserung der allgemeinen Gesundheit.

Ernährungsumstellung

Eine ausgewogene Ernährung ist ein wesentlicher Bestandteil der Diabetesbehandlung. Dazu gehört der Verzehr einer Vielzahl von nährstoffreichen Lebensmitteln in angemessenen Portionsgrößen. Es wird empfohlen, viel Obst, Gemüse, Vollkornprodukte, mageres Eiweiß und gesunde Fette in die Ernährung einzubeziehen und gleichzeitig den Verzehr von verarbeiteten Lebensmitteln, gesättigten Fetten und Zucker zu begrenzen.

Körperliche Aktivität

Regelmäßige körperliche Betätigung ist ein weiteres wichtiges Element im Umgang mit Diabetes. Sie trägt zur Kontrolle des Blutzuckerspiegels bei, verringert das Risiko von Herzerkrankungen und hilft, ein gesundes Gewicht zu halten. Die American Diabetes Association empfiehlt mindestens 150 Minuten mäßige bis kräftige aerobe Bewegung pro Woche sowie mindestens zwei Einheiten Krafttraining.

Medikation

Zur Behandlung von Diabetes, insbesondere bei Typ-2-Diabetes, sind häufig Medikamente erforderlich. Je nach Blutzuckerspiegel und Diabetestyp kann dies von oralen Medikamenten bis hin zu Insulininjektionen reichen. Es ist wichtig, dass Sie die Anweisungen Ihres Arztes bezüglich der Einnahme von Medikamenten befolgen.

Type 2 Diabetes Medications

*ROH = Risk of Hypoglycemia

Drug Class	Examples	Mechanism of Action	Side Effects	ROH*	Contraindications
Biguanides	Metformin	Increase insulin sensitivity; Decrease hepatic gluconeogenesis	Nausea, vomiting, diarrhea, vitamin B12 deficiency, lactic acidosis (rare)	No	CKD, heart disease, liver disease, metabolic acidosis
Thiazolidinediones	Pioglitazone	Increase insulin sensitivity; Decrease hepatic gluconeogenesis	Weight gain, fluid retention, heart failure, bladder cancer risk, fractures, increase HDL	No	Heart failure, osteoporosis, history of bladder cancer
Sulfonylureas	Glipizide	Stimulate insulin secretion by inhibiting/closing beta cell ATP-sensitive K+ channels	Hypoglycemia, weight gain	Yes	CKD, hepatic impairment
SGLT-2 Inhibitors	Dapagliflozin	Decrease glucose reabsorption in the kidney; Increase glucose excretion	Weight loss, thirst, increased urination, UTI risk, AKI	No	Renal impairment
DPP-4 Inhibitors	Sitagliptin	Increase GLP-1, which increases insulin secretion	GI upset, headaches, URIs, joint pain, risk of pancreatitis	No	Pancreatitis, heart failure, angioedema, DKA
GLP-1 Mimetics	Exenatide	Increase insulin secretion; Inhibit glucagon secretion	Nausea, vomiting, diarrhea, pancreatitis, weight loss, AKI	No	Pancreatitis, CKD, medullary thyroid cancer, gastroparesis
Insulin	"Basal"	Exogenous insulin provided	Weight gain	Yes	Hypokalemic drugs, dose adjusted for renal/liver failure

Kontrolle des Blutzuckerspiegels

Die regelmäßige Überwachung des Blutzuckerspiegels ist für das Diabetesmanagement von entscheidender Bedeutung. So lässt sich feststellen, wie gut der Diabetesmanagementplan funktioniert und ob Anpassungen erforderlich sind.

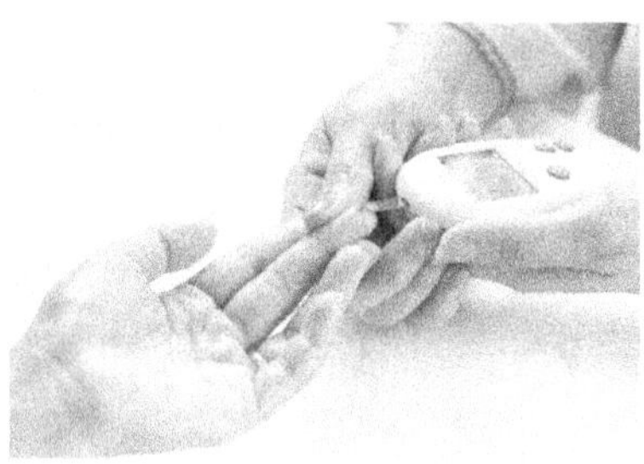

MEDIZINISCHE TECHNOLOGIE

Aktuelle und künftige Technologien zur Behandlung von Diabetes und zur Verbesserung der Gefäßgesundheit

Die Medizintechnik spielt eine entscheidende Rolle bei der Behandlung von Diabetes und bei der Verbesserung der Gefäßgesundheit. Aktuelle und neue Technologien bieten innovative Möglichkeiten, Diabetes effektiv zu behandeln, das Risiko von Komplikationen zu verringern und die Lebensqualität von Menschen mit dieser Krankheit zu verbessern.

Blutzuckermessgeräte und kontinuierliche Glukosemonitore (CGMs)

Blutzuckermessgeräte und kontinuierliche Glukosemessgeräte sind für Menschen mit Diabetes zur Überwachung ihres Blutzuckerspiegels von entscheidender Bedeutung. Während herkömmliche Blutzuckermessgeräte nur eine einzige Messung des Blutzuckerspiegels zu einem bestimmten Zeitpunkt liefern, verfolgen CGMs den Blutzuckerspiegel über den ganzen Tag und die ganze Nacht und bieten so einen umfassenderen Überblick über die Blutzuckermuster.

Insulinpumpen und intelligente Insulinpens

Insulinpumpen und intelligente Insulinpens bieten eine flexiblere und präzisere Insulinabgabe. Eine Insulinpumpe sorgt für eine kontinuierliche Insulinabgabe, während intelligente Insulinpens die Insulindosierung verfolgen und den Menschen helfen, ihre Insulinzufuhr effektiver zu steuern.

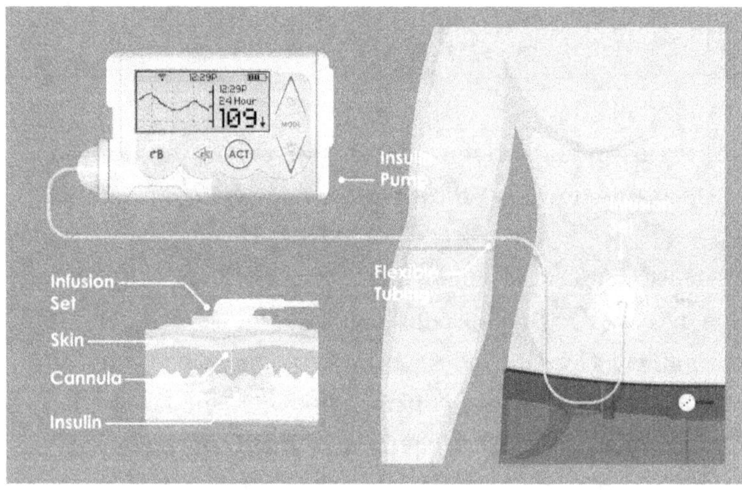

Künstliche Bauchspeicheldrüse

Die künstliche Bauchspeicheldrüse bzw. das geschlossene Insulinverabreichungssystem ist eine neue Technologie, die CGM und Insulinpumpen kombiniert. Dieses System passt die Insulinabgabe auf der Grundlage der CGM-Messwerte automatisch an und ahmt so eine gesunde Bauchspeicheldrüse nach.

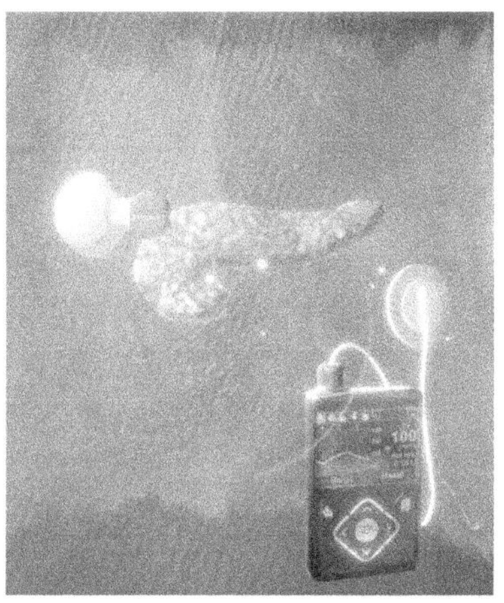

Telemedizin

Die Telemedizin ermöglicht die Fernüberwachung von Patienten und virtuelle Konsultationen, so dass Diabetiker bequem von zu Hause aus Gesundheitsdienste in Anspruch nehmen können. Diese Technologie hat sich während der COVID-19-Pandemie als besonders nützlich erwiesen.

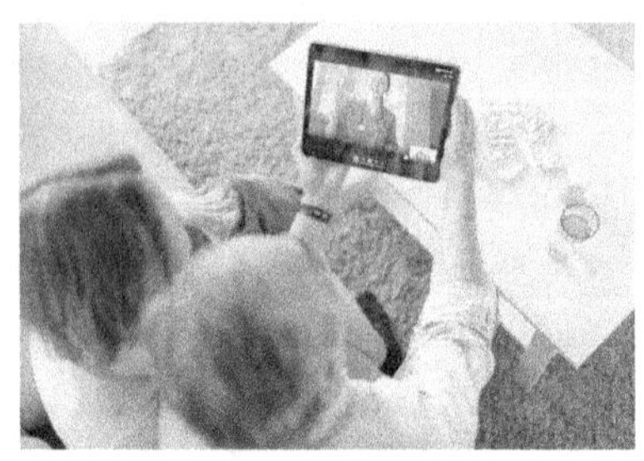

Wearable-Technologie

Tragbare Technologien wie Fitness-Tracker und Smartwatches können Diabetikern helfen, körperliche Aktivität, Herzfrequenz, Schlafverhalten und andere Gesundheitsindikatoren zu verfolgen und so zu einem besseren Krankheitsmanagement beitragen.

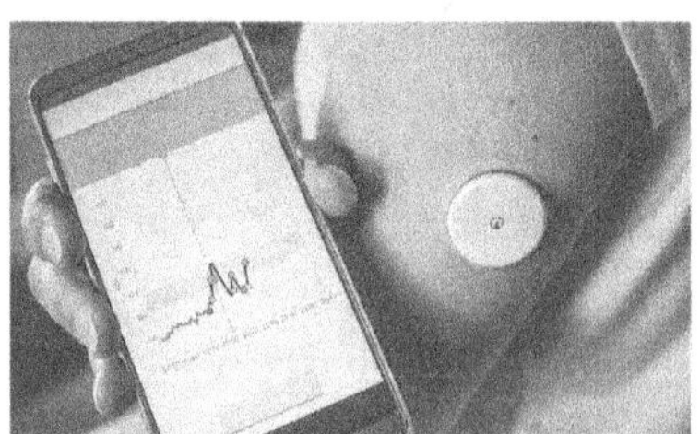

TEIL VIER
ABSCHLUSS

In diesem Buch haben wir die komplexe Welt des Diabetes erforscht und uns mit seinen Ursachen, Typen, Risiken und Komplikationen beschäftigt. Wir haben auch die tiefgreifenden Auswirkungen auf den Körper, insbesondere auf das Gefäßsystem, untersucht. Wir haben gesehen, wie Diabetes, wenn er unkontrolliert bleibt, zu schwerwiegenden Komplikationen wie Herzerkrankungen, Schlaganfall, Nierenerkrankungen und mehr führen kann.

Als zentrales Thema hat sich jedoch herausgestellt, dass Diabetes trotz seiner Komplexität und seines potenziellen Schweregrads eine kontrollierbare Erkrankung ist. Durch Änderungen des Lebensstils wie eine ausgewogene Ernährung, regelmäßige körperliche Betätigung und ein gesundes Gewicht können wir den Ausbruch von Typ-2-Diabetes verhindern oder hinauszögern und seine Auswirkungen auf die Gefäßgesundheit abmildern.

Für diejenigen, bei denen bereits Diabetes diagnostiziert wurde, haben wir zahlreiche Behandlungsstrategien erörtert, die helfen können, den Blutzuckerspiegel zu kontrollieren und das Risiko von Komplikationen zu verringern. Wir haben auch gesehen, welche wichtige Rolle die Medizintechnik spielt, von Blutzuckermessgeräten und Insulinverabreichungsgeräten bis hin zur Telemedizin und tragbaren Technologien. Diese Hilfsmittel versetzen Menschen mit Diabetes in die Lage, aktiv an ihrer eigenen Versorgung mitzuwirken und ein gesünderes, erfüllteres Leben zu führen.

Auf unserem Weg nach vorne ist es wichtig, uns selbst und andere über Diabetes aufzuklären. Wissen ist Macht, und im Falle von Diabetes kann es lebensverändernd sein. Lassen Sie uns dieses Wissen nutzen, um fundierte Entscheidungen über unsere Gesundheit zu treffen und diejenigen in unserem Umfeld zu unterstützen, die mit Diabetes leben.

Schließlich kann Diabetes zwar ein Teil unseres Lebens sein, aber er muss es nicht bestimmen. Mit den richtigen Hilfsmitteln, Strategien und der richtigen Einstellung können wir diese Krankheit in den Griff bekommen und ein gesundes, dynamisches Leben führen. Der Weg dorthin mag schwierig sein, aber mit jedem Schritt, den wir tun, bewegen wir uns auf eine gesündere Zukunft zu.

NACHWORT

Am Ende dieses Buches möchte ich mir einen Moment Zeit nehmen, um über die Reise nachzudenken, auf die wir uns gemeinsam begeben haben. Diabetes zu verstehen und zu managen kann eine komplexe und herausfordernde Aufgabe sein, aber ich hoffe aufrichtig, dass diese Arbeit ein wenig Klarheit und Orientierung gebracht hat.

Die Landschaft des Diabetesmanagements entwickelt sich ständig weiter, und neue Forschungsergebnisse und Innovationen verändern kontinuierlich die Art und Weise, wie wir mit dieser Krankheit umgehen. Vom Aufkommen der Telemedizin bis hin zur Entwicklung künstlicher Bauchspeicheldrüsensysteme bietet die Medizintechnik vielversprechende neue Wege für die Diabetesbehandlung.

Auch wenn diese Fortschritte spannend sind, darf man nicht vergessen, dass die Grundlage der Diabetesbehandlung in den einfachen, alltäglichen Entscheidungen liegt, die wir treffen. Eine ausgewogene Ernährung, regelmäßige körperliche Betätigung und die konsequente Überwachung des Blutzuckerspiegels - diese grundlegenden Strategien können einen tiefgreifenden Einfluss auf das Diabetesmanagement und die Verbesserung der Gefäßgesundheit haben.

Beim Leben mit Diabetes geht es nicht nur um die Bewältigung einer Krankheit, sondern auch darum, trotz der Krankheit ein erfülltes Leben zu führen. Es geht darum, einen individuellen Weg zu Gesundheit und Wohlbefinden zu finden, der mit Wissen ausgestattet ist und von einer Gemeinschaft aus medizinischen Fachkräften, Mitpatienten und Angehörigen unterstützt wird.

Abschließend möchte ich mich bei Ihnen, den Lesern, von ganzem Herzen bedanken. Ganz gleich, ob Sie mit Diabetes leben, ob Sie im Gesundheitswesen tätig sind, ob Sie sich um Ihre Angehörigen kümmern oder ob Sie einfach nur mehr über diese Krankheit wissen wollen - Ihr Streben nach Wissen ist ein Beweis für Ihre Stärke und Ihre Widerstandsfähigkeit.

Denken Sie daran, dass jeder Schritt, den Sie tun, um Diabetes zu verstehen und zu bewältigen, ein Schritt in eine gesündere Zukunft ist. Lernen Sie weiter, streben Sie weiter danach, und glauben Sie weiter an Ihre Fähigkeit, diese Krankheit zu kontrollieren. Der Weg mag herausfordernd sein, aber er ist es wert, gegangen zu werden.

Mit freundlichen Grüßen,

M.E. Barbati

ÜBER DEN AUTOR

Dr. med. Mohammad E. Barbati ist Oberarzt für Gefäß- und endovaskuläre Chirurgie am Universitätsklinikum Aachen. Dr. Barbati war Haupt- oder Co-Prüfer in mehreren klinischen Studien und Studien zur interventionellen Behandlung von TVT, PCS, PTS und anderen Gefäßerkrankungen. Bis heute hat er mehr als 60 wissenschaftliche Publikationen, Abstracts und Buchka- 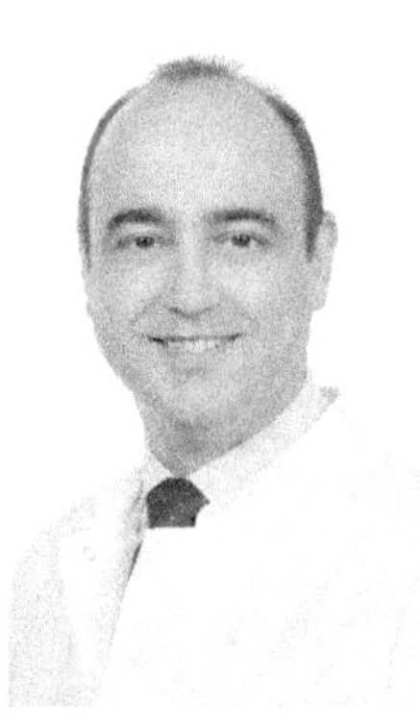 pitel verfasst oder mitverfasst. Er hat über 100 eingeladene Vorträge auf nationalen und internationalen Tagungen gehalten und ist Berater zahlreicher Medizinproduktehersteller.

www.ingramcontent.com/pod-product-compliance
Lightning Source LLC
Chambersburg PA
CBHW052232150726
48002CB00003B/1401

9798215445310